AF299420

REPLIQUE

DE M. LE CAT,

Licentié en Médecine, ancien Chirurgien Major des Troupes de Sa Majefté l'Impératrice Reine Apoftolique d'Hongrie & de Bohême, &c. &c. &c. Chirurgien juré de la Ville de Mons, & de celle de Bruges; Lithotomifte, Médecin actuël des Troupes de Sadite Majefté en la Ville & Château de Gand.

A la Réponfe de M. S. P* , Chirurgien Major de la Place & de l'Hôpital Militaire d'Oftende, au fervice de Sa Majefté Très-Chrétienne, &c. &c. &c.

Concernant le Jugement de l'Académie Royale de Chirurgie de Paris, fur la méthode de Tailler de M. Le Cat, Ecuyer, Docteur en Médecine, Chirurgien en Chef de l'Hôtel-Dieu de Rouen, Secretaire perpétuel de l'Academie des Sciences de la même Ville, &c. & fur celle du Frere Côme.

SECONDE EDITION.

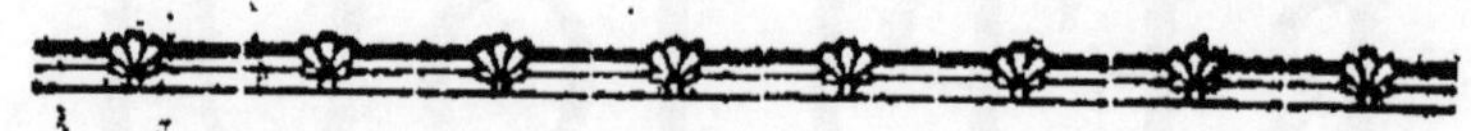

ADDITIONS à faire avant que d'entreprendre la Lecture de cette Brochure.

Page 8. ligne 26. Lithotomiftes intéreffés , *ajoûté* , à cette queftion.

Pag. 9. lig. 31. pour être les Témoins de la honte de leur Maître , *lifez* , pour être à ce qu'ils penfoient , les Témoins de la gloire de leur Maître & ils ne les furent que de fa honte.

Pag. 12. lig. 8. *après* de ce Comité. *doit fuivre un afterifque qui renvoye à l'apoftille fuivante* , Ce délai a au moins été fuivi d'un Jugement auquel le Public doit fe foumettre & le F... C... lui même , comme on va voir par l'Approbation qui fuit cette page , & par le Mémoire de M. Louis inferré au 3.me Vol: de l'Académie de Chirurgie.

LETTRE

A Messieurs les Doyens , & ceux du Serment des Chirurgiens de la Ville de Bruges.

MESSIEURS ,

JE me garderai bien de vous ennuyer par une réfutation détaillée des invectives, que le sieur S. P*   a puisé dans les Libelles du Frere Côme, contre l'Auteur de la méthode que j'exerce, & contre cette méthode même dont je défend la supériorité. On voit que le Lithotomiste, à qui j'ai affaire, a pris toute son érudition dans ces beaux Ouvrages du Frere, & qu'il n'a pas même jetté les yeux sur le Receuil de M. Le Cat de Rouen, ni sur les Lettres où il a mis en poudre les traits calomnieux lancés contre lui.
 • Le sieur S. P*   semble affecter de reprocher à M. Le Cat son érudition ; il voudroit bien le donner au Public comme un simple Ecrivain, qui n'est pas Praticien ; mais ce critique ignore-t'il , que le Chirurgien , à qui il ose s'attaquer , a pris

fa principale érudition Chirurgicale dans un Hôpital de 4 à 5 cents malades , où il ne ceſſe de travailler depuis près de 26 ans ; qu'il a pris ſon érudition conſommée en la Lithotomie dans 27 Années d'exercice de cette opération , qu'il a faites au nombre de 10 , 15 & 20 chaque Printemps.*

Que mon Adverſaire cite quelqu'un mûni d'une pareille expérience & de principes auſſi ſolides, auſſi éclairés parmi les Secta- teurs du Lithotome caché ; ou qu'il liſe au moins les Ecrits de M. Le Cat avant de l'inſulter. S'il avoit eû la prudence de le faire avant de ſe mêler d'écrire , il au- roit vû dans ces Ecrits , que la méthode que j'ai adoptée, n'eſt pas bornée à Rouen , comme il le penſe ; mais qu'elle eſt exer- cée avec diſtinction , non - ſeulement dans les principales parties de l'Europe , mais même dans le nouveau Monde , au Mexi- que , &c. & que des premiers Chirurgiens de l'Angleterre , des Chirurgiens des têtes Couronnées, ſe ſont faits honneur d'adop- ter cette méthode.

Qu'eſt ce que veut donc dire le ſieur S. P* , quand il vient reſtraindre l'exer- cice de cette méthode à quelques Chirur- giens, des Parents, dit-il , de M. Le Cat? Qu'il ſçache qu'il n'y a même aucun de

* Il y a actuellement 1763, 30 ans que M. Le Cat travaille dans l'Hôtel-Dieu de Rouen & 31 qu'il exerce la taille.

ſes Parents qui l'exerce ; car je veux bien lui apprendre que je n'ai de commun avec M. Le Cat de Rouen, que le nom, & que c'eſt par amitié purément & ſimplement qu'il me donne dans ſes Lettres le titre de Couſin. Si le ſieur S. P*   avoit lû les Ouvrages de ce Chirurgien, il ſçauroit de plus qu'aucuns des Lithomiſtes, qui ont adoptés cette méthode , ne l'ont quittée : que M. Michel qu'il cite, pour l'avoir abandonné , ne l'a jamais, ni ſçû, ni exercé*. Qu'enfin il eſt démontré qu'aucune manière de tailler, n'a eû un ſuccès auſſi brillant, auſſi conſtant ; la perte des ſujets, ſans diſtinction d'accidens, y ayant été calculée entre un dix - ſeptiéme & un dix - huitiéme des Taillés , tandis qu'elle eſt dans la méthode du Frere , ſelon ſes propres ſuppoſitions les plus favorables ſans doute au Frere , d'un dixiéme de ſes Sujets. **

La taille de M. Le Cat n'a, dit-on , jamais été faite à Paris ſur le vivant, & celle du Frere Côme y eſt fort en uſage. Voilà qu'il eſt bien étonnant, que Frere Côme étant Lithotomiſte , & demeurant à Paris , y pratique la taille ; & que M. Le Cat ,

---

* Il n'en eſt pas de même du Lithotome caché ; il a été abandonné par M. Pouteau célèbre Chirur. de Lion, M. Hoin autre grand Lithotomiſte de Dijon , Mrs. Dumont Pere & Fils Chirur. diſtingués à Bruxelles, parce qu'ils en ont reconnu le défaut dangereux , & la ſupériorité de la méthode de M. Le Cat.

** Voyez la Réponſe de M. Le Cat au Fr. C. Lettre V.

étant établi à Rouen , y faſſe plus communément qu'ailleurs, la même opération : je dis plus communément , car perſonne n'ignore en combien d'endroits ce Chirurgien eſt appellé pour opérer. Mais pourquoi, me direz-vous, un Lithotomiſte ſi heureux, ſi annoncé même pour tel dans les Journaux, dans les Mémoires de l'Académie des Sciences, n'a-t'il pas été appellé à Paris ? Le voici, Meſſieurs ; 1.° qui eſt-ce qui ignore que cette Ville eſt le centre des grands Chirurgiens, & que les excellens Lithotomiſtes n'y manquent pas ? Que M. Morand, M. Garangeot, M. Perchet , exerçoient avec ſuccès l'appareil Latérail à Paris , dans le même temps que M. Le Cat le faiſoit en Normandie. 2.° La rivalité , Meſſieurs , ce poiſon des beaux Arts , la rivalité des Confreres des trois Chirurgiens de Paris qu'on vient de nommer, eſt parvenu à étouffer leurs ſuccès heureux , & à empêcher de germer, dans cette grande Ville , l'appareil Latéral. Un Moine ſeul, le Frere Jacques, a pû y faire percer cette méthode , ſi bien d'écrite plus de cent ans auparavant par Franco , * Auteur qui eſt entre les mains de tous les Chirurgiens, un Moine ſeul , le Frere Côme , a pû l'y

* Traité des Hernies, &c. 1561 Chap. 34.

rétablir , malgré les défauts & les dangers qu'il y a mis de son crû ; & cela parce que, loin d'avoir cette rivalité à combattre , il l'a en sa faveur , & avec elle cent & cent bouches que son habit lui a attaché & lui donne , comme à ses gages. Douterez-vous, Messieurs, que cette même rivalité , qui a comme étouffé à Paris l'appareil Latéral dès sa renaissance entre les mains des vrais Chirurgiens , ait aussi fermé cette Capitale à la méthode de M. Le Cat? Si vous aviez là-dessus le moindre doute , j'ai de quoi vous convaincre , que la rivalité seule a eû ce pouvoir si fatal à la Chirurgie , & à la Lithotomie , dans des circonstances mêmes où rien n'étoit si mal-entendu que cette jalousie. Les Siécles à venir pourront à peine le croire. M. Le Cat, après avoir terrassé par ses Ecrits, le Frere Côme, & n'entendant repliquer autre chose à ses démonstrations, que ces mots: *C'est à l'expérience à décider.... *résolût de le combattre encore par cet endroit, d'une façon plus authentique qu'il ne l'avoit fait jusqu'ici ; car quoi qu'il l'eût déjà convaincu par cet endroit-là même , en comparant les succès reciproques : M. Le Cat comprit bien que ses succès s'étant passés loin de la Capitale , on affecteroit toujours de les regarder comme non-avenus. Il s'offrit donc d'achever de le terrasser en ce point-là même , fur le grand Théâtre , & au milieu de la première Chirurgie du Monde : il demandât à M. de la Martiniere , premier Chirurgien du Roi de France , la permiffion , non pas de tailler les Pierreux de la Charité de Paris : cette faveur, qu'on avoit pourtant accordée au Frere Jacques , auroit pû offenfer les Chirurgiens de cet Hôpital , en les privant d'une partie de leurs fonctions ; mais il fe contentât de demander la liberté de mener à la *Charité* fes Pierreux de l'Hôtel-Dieu de Rouen , fes propres Pierreux , & de les y tailler publiquement. M. de la Martiniere , comme vous le penfez bien , Meffieurs , ne demandât pas mieux ; il eft fort au-deffus de cette rivalité , dont nous parlions tout-à-l'heure ; mais ce ne fut pas l'avis des Chirurgiens intéreffés à ce célèbre & utile concours , qui auroit décidé nettement ce fameux procès ; le projet fut donc rejetté.

Tout ce que pût obtenir M. Le Cat , qui s'obftinoit avec raifon à demander au Tribunal de la Chirurgie un jugement, fut une efpèce de concours de tous les Lithotomiftes intéreffés , dans lequel on fit , pendant un mois , des expériences fur des Cadavres , pris dans tous les Hôpitaux de Paris. Le Chirurgien de Rouen ne manquât point au rendez-vous : fûr de la fupériorité de fa méthode, de la sûreté & de la conftance de fes manœuvres , il ne balança point de les expofer au plus grand jour , à la critique la plus éclairée , & peut-être la plus animée que jamais Opération puiffe fubir. Qui n'a rien à craindre , va hardiment la tête levée. M. Le Cat portât à ce même rendez-vous , le parallèle des deux métho-des , entre lefquelles principalement il étoit queftion de juger : j'en ai donné un Extrait dans la Réponfe , Meffieurs , que j'ai eû l'honneur de vous adreffer. Ce Li-thotomifte l'avoit accompagné de 14 Plan-ches , peintes d'après nature. Ce Comité , des plus cèlébres Lithotomiftes , & Acadé-miciens de Paris , étoit préfidé par M. le premier Chirurgien du Roi ; il étoit favo-rifé de l'approbation & des regards du Mi-niftère & du Souverain même. Le Frere Côme y fut invité ; il refufât de s'y rendre ; il fut de nouveau follicité de vive voix par le très-célèbre & très-poli M. Morand , par des Lettres de M. de la Martiniere , par les follicitations verbales du Secrétaire de ce premier Chirurgien du Roi ; il refu-sât toujours conftamment d'y paroître & d'y opérer. Vous m'avouerez , Meffieurs , que cela fent bien une mauvaife caufe ; & toutes les perfonnes fenfées de Paris, de la Cour , en porterent le même jugement. A fon refus , on invita fes plus zélés Parti-fans , accourus à Paris pour être les Témoins de la honte de leur Maître ; les Cambon, les Michel, ces héros dont le sieur S. P⬛ fait sonner si haut les noms pour sa cause, ne furent pas plus hardis que leur Chef. Voilà ces Vaillans qui font grand bruit quand ils sont seuls ! Voilà ces Lithotomistes qui s'emparent des Journaux de France, qui les remplissent de leurs Exploits & de leurs Satyres, parce qu'on a eu soin d'en exclurre les Ecrits de leurs Adversaires, & tous les faits qui pourroient défiller les yeux du Public. Les motifs de la Poltronnerie du Frere Côme & de ses Partisans, dans cette grande occasion, ne sont pas difficiles à déviner. La prudence ne leur permettoit pas d'exposer une méthode hazardeuse à un si grand jour. Leur conviction devant des Témoins, tels que ceux du Comité, produisoit un jugement décisif, qui renversoit pour jamais leur idole : il est bien plus expédient pour des tels Opérateurs de n'avoir affaire qu'à un Public facile à éblouir par des succès qu'on lui exagère, & qu'on lui montre seuls ; tandis qu'on lui cache tous les accidens, ou qu'on les pallie, quand on n'a pû les lui souftraire. Ces Messieurs ont donné pour prétexte de leur refus, que le Comité même étoit leur Adversaire.

Mais 1.º quand cette circonstance eût été vraie, cette Assemblée étoit trop reguliére & trop augufte, par ses Rélations avec les

premiéres Puissances, pour que ces Opérateurs puissent craindre le moindre contre-
temps à cet égard. Ils n'y auroient pas été
moins libres dans leurs expériences que
les autres Lithotomistes ; & leur triomphe,
s'ils avoient eu la bonne cause, n'en auroit
été que plus glorieux : c'étoit-là le cas,
où jamais de mettre en évidence, devant
les premiers Juges de l'Univers, ces avan-
tages si vantés du Lithotome caché, & de
confondre, sans retour, ses Adversaires.
Et l'on peut bien compter qu'ils n'auroient
pas manqué cette occasion authentique &
unique, s'ils n'avoient pas senti tout le
foible de leur méthode, & sa chute inévi-
table, en l'exposant à des yeux si clair-
voyants.

2.º Mais rien n'est si faux que le prétexte
qu'ils alléguent. Loin que le Comité fût
prévenu contre leur Chef, toute cette Assemblée étoit dans les dispositions les plus
favorables à son égard. Quelques-uns même
sortirent en sa faveur, de l'impartialité qui
leur convenoit, & refuserent leur consen-
tement aux premiéres expériences qui dé-
montroient les dangers annexés à son instrument. De quel zèle ne l'auroient-ils donc
pas soûtenu, s'ils avoient trouvé sa méthode
supérieure à celles de leurs Confreres ? A
qui ces ressorts de la rivalité sont-ils in-
connus ? N'en doutez pas, Messieurs, la

premiere source de la vogue du Frere Côme, c'est qu'il est n'est pas Chirurgien ; la se-
conde , c'est qu'il est Moine : personne
n'ignore qu'on ne doit qu'à des préjugés
de cette espèce , & à l'enthousiasme aveu-
gle, où est le public sur ce sujet, le délai
du jugement , qui est le résultat des nom-
breuses expériences de ce Comité. La con-
damnation du Lithotome caché n'est pas
douteuse parmi les Membres de ce Tribunal. On peut s'en assûrer par la lecture
du nouveau *Parallèle*, que publia en 1756.
M. Le Dran, l'un de ces Juges, quelqu'in-
complet que soit ce bon Ouvrage ; mais
l'Académie en Corps, pense , par rapport
au Public, que ses Préjugés mêmes méri-
tent quelques respects : c'est ainsi qu'elle
s'en exprime dans le Mercure de Décem-
bre 1753 par une Lettre , où elle dit à
l'Auteur de cet Ouvrage périodique, qui
s'avisoit, comme le sieur S. P▪▪, de prononcer affirmativement en faveur du Lithotome caché : *Qu'elle voit avec surprise un
jugement aussi positif, porté par un Jour-
naliste , qui semble être dans ce moment ,
l'Echo de toute la Chirurgie, qu'elle res-
pecte jusqu'aux préventions du Public.....
Mais que, comme elle croit, avoir bonne
part dans ce qu'on appelle Aveu général,
d'un instrument ou d'une opération de
Chirurgie; elle croit aussi que ceux qui en*

parlent comme Hiftorien, ne doivent point prévenir fon jugement.

C'eft donc, à ce jugement, Meffieurs, que tout homme fenfé s'en rapportera, parce qu'afsûrément l'Académie de Chirurgie eft le feul Tribunal, compétant & irrévocable d'une pareille caufe. Or, ce jugement eft bien duëment contenu dans l'Approbation que ce Corps célèbre a donné au *Parallèle* de M. le Cat. C'eft ce qui me refte à vous faire voir pour terminer, fans retour, ma difpute avec le fieur S. P░. Permettez donc, Meffieurs, de faire reparoître ici cette Approbation, corrigée de quelques fautes importantes d'Impreffion, & d'une omiffion auffi importante que j'ai faite par pure inadvertance.

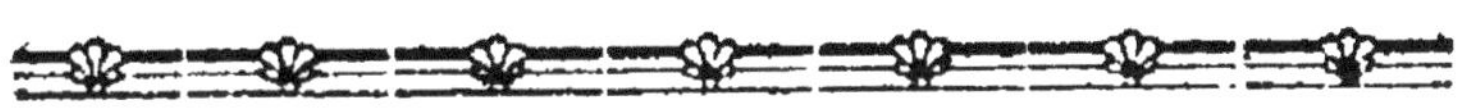

Approbation de l'Académie Royale de Chirurgie.

AU mois de Mars 1755 M. Le Cat a lû à l'Académie Royale de Chirurgie un Mémoire intitulé : Parallèle de la taille Latérale de M. Le Cat, avec celle que l'on fait avec le Lithotome caché.

Pendant les mois de Février & Mars de la même année 1755, l'Académie a affemblé un Comité de fes Lithotomiftes,

auquel M. le Président a bien voulu af-
fifter avec affiduité. Cette Compagnie s'eft
occupée, pendant près d'un mois, à faire
fur les Cadavres aux Invalides, à la Charité, à la Salpêtriere & à Bicêtre, toutes les expériences propres à décider les
points de controverfe du Parallèle des deux
méthodes précédentes, & de quelques autres pratiquées par plufieurs Membres de
l'Académie ; & elle a eu l'attention d'y
appeller les Lithothomiftes intéreffés à cet
Examen. Au mois de Février 1757. M.
Le Cat ayant demandé à l'Académie une
Approbation de fon Mémoire, nous avons
été nommés pour l'examiner; ce qu'ayant
fait avec attention, nous eftimons que le
Mémoire de M. Le Cat eft fondé fur les
bons principes, que les faits & les expériences qui y font cités ou repréfentés en partie par des planches ; ont été vérifiés par
le Comité des Lithotomiftes, affemblé à
ce fujet en 1755. Et qu'enfin l'Académie
ne peut qu'applaudir à la bonne caufe,
que M. Le Cat défend dans fon Ouvrage.
A Paris ce 10 Mars 1757. Signés *Le Dran*,
R. Croiffant de Garangeot.

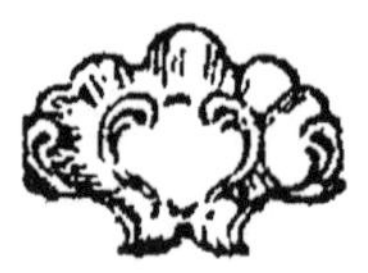

Extrait des Regiſtres de l'Académie Royale de Chirurgie du 10 Mars 1757.

MEſſieurs *Le Dran & Garangeot*, qui avoient été nommés pour examiner un Ouvrage de M. *Le Cat*, intitulé : Parallèle de la taille Latérale de M. Le Cat, avec celle que l'on fait avec le Lithotome caché, *en ayant fait un rapport très-avantageux ;* l'Académie approuve de tous points cet Ouvrage, *& conſent à ce que M. Le Cat, en le publiant , y prenne la qualité d'Aſſocié qu'il remplit ſi honorablement.* A Paris ce 12 Mars 1757.

Signé Morand ,
Secrétaire perpétuel.

Par les dates de cette Piéce, Meſſieurs, vous voyez que M. Le Cat a demandé cette Approbation en Février 1757 , & qu'elle lui a été donnée preſque ſur le champ, c'eſt-à-dire, en Mars même année 1757. Par-là tombent les mauvaiſes plaiſanteries du ſieur S. P* , ſur ce qu'il croit qu'on a fait languir M. Le Cat deux ans après ſa demande. Reſte à lui démontrer que cette Approbation eſt un vrai jugement du Procès entre M. Le Cat & le Frere Côme , prononcé par le Suprême Tribunal.

Le Mémoire que l'Académie approuve, Meſſieurs , eſt le Parallèle de la taille de M. Le Cat, avec celle du Frere Côme. Ce Parallèle établit des Principes , expoſe des expériences, des faits, deſquels on conclut que la méthode de M. Le Cat eſt la ſeule ſûre, légitime , préférable : que celle du Frere eſt incertaine, irréguliére, dangereuſe. N'eſt-il pas vrai, Meſſieurs, que, ſi ces principes ſont bons & ſolides, ſi ces expériences & ces faits ſont vrais, les conſéquences qu'on en tire ſont auſſi juſtes, & la cauſe eſt Jugée ſans appel? Or, c'eſt préciſément ce que prononce l'Académie : *Nous eſtimons , dit-elle , que le Mémoire de M. Le Cat eſt fondé ſur les bons principes, que les faits & les expériences, qui y ſont cités ou repréſentés en partie par des planches, ont été vérifiés par le Comité des Lithoto-miſtes aſſemblés à ce ſujet en* 1755.

Enfin , Meſſieurs , de crainte qu'on ne s'y méprenne encore, & qu'on ne doute que cette Approbation ne ſoit un vrai jugement ſur cette affaire , l'Académie ajoûte.... *Et qu'enfin l'Académie ne peut qu'applaudir à* LA BONNE CAUSE *que M. Le Cat défend dans ſon Mémoire , qu'elle approuve de* TOUS POINTS *ſon Ouvrage.*

Voilà donc que l'Académie prononce & décide que la caufe de M. Le Cat eft LA BONNE CAUSE , que par conféquent celle du Frere Côme eft la mauvaife Caufe , qu'elle approuve enfin de TOUS POINTS l'Ouvrage de M. Le Cat. Que peut-on defirer de plus formel dans un jugement de ce Tribunal ? Et voudroit-on qu'il fe fût fervi des expreffions du barreau ? Vous êtes trop judicieux , Meffieurs , pour croire qu'un Corps auffi refpectable n'ait parlé auffi affirmativement en faveur de la méthode de M. Le Cat, que par pure complaifance : vous avez vû au contraire fes grands ménagemens pour les préjugés publics , fes referves à prononcer fur une matiére délicate , où il n'y a que les aveugles qui ne doutent de rien. Vous lui trouverez les mêmes referves dans le Mémoire intitulé : *Raport des expériences faites par l'Académie Royale de Chirurgie fur defférentes méthodes de tailler.* Volume troifiéme de fes Mémoires pag. 623. Cependant vous y trouverez une foule d'obfervations où les dangers du Lithotome caché font mis dans la derniere évidence ; vous y trouverez qu'on y conclût pofitivement : *Que non-feulement ce nouvel inftrument n'a point enrichi l'Art ; mais même que l'expofé fuccinct qu'on a fait de fes Opérations montre l'infidélité de l'inftrument.... que quand on* s'en serviroit toujours bien , l'Opération ne seroit pas simplifiée par son usage ; & ne suffit-il pas , ajoûte-t'on , qu'il puisse produire tous les mauvais effets qu'on a remarqués pour le faire regarder comme un Instrument dangereux ? p. 646.

Voilà , Messieurs , un second jugement de l'Académie , que M. Le Cat n'a point demandé , n'a point solicité , dont on lui a même fait un mistère ; un jugement dont cette Compagnie a chargé un de ses Membres les plus distingués , le Secrétaire même du Comité des Lithotomistes assemblés en 1755 pour les expériences dont j'ai parlé. Quiconque ne se rendra point à toutes ces décisions authentiques , ne méritera de la part des Gens sensés , que de la pitié & de l'indignation : c'est de cette seule monnoye dont je payerai dorésnavant le sieur S. P*   , me contentant d'ailleurs de soûtenir ma Cause par les œuvres , plutôt que par les paroles ; & j'espère par-là , Messieurs , mériter d'autant mieux vos Approbations , les seules qui me restent à desirer. J'ai l'honneur d'être avec beaucoup de respect ,

Messieurs ,

*Vôtre très-humble & très-obéïssant
Serviteur , J. B. Le Cat.*
A Gand ce 20 Avril 1759.

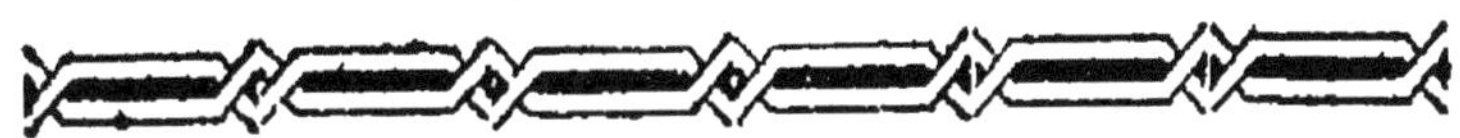

APPROBATION.

CEtte Replique peut servir de Supplément à l'Ouvrage intitulé : Parallèle de l'Opération de la Taille latérale de M. le Cat , &c. & comme il tend au même but , l'Impression ne peut de même qu'être très-utile au Public. Fait à Gand le 23 Avril 1759.

F. J. MALFROID , Chan. de S. Bavon , & Censeur ordinaire des Livres.

Vid. *D. SERVAES* , Lib. Cens. Reg.

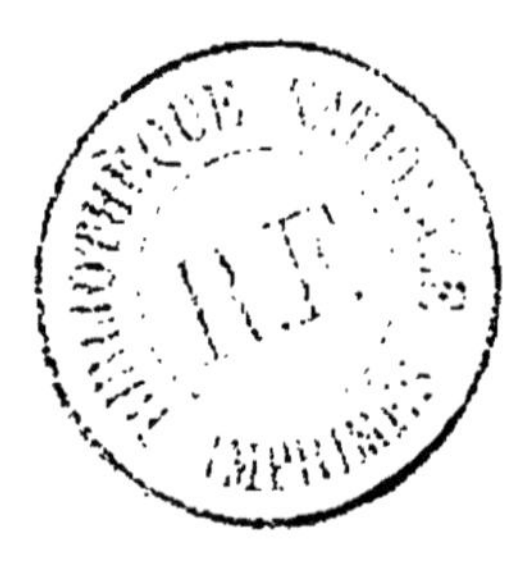